HISTERECTOMÍA RADICAL LAPAROSCÓPICA

CON PRESERVACIÓN NERVIOSA.

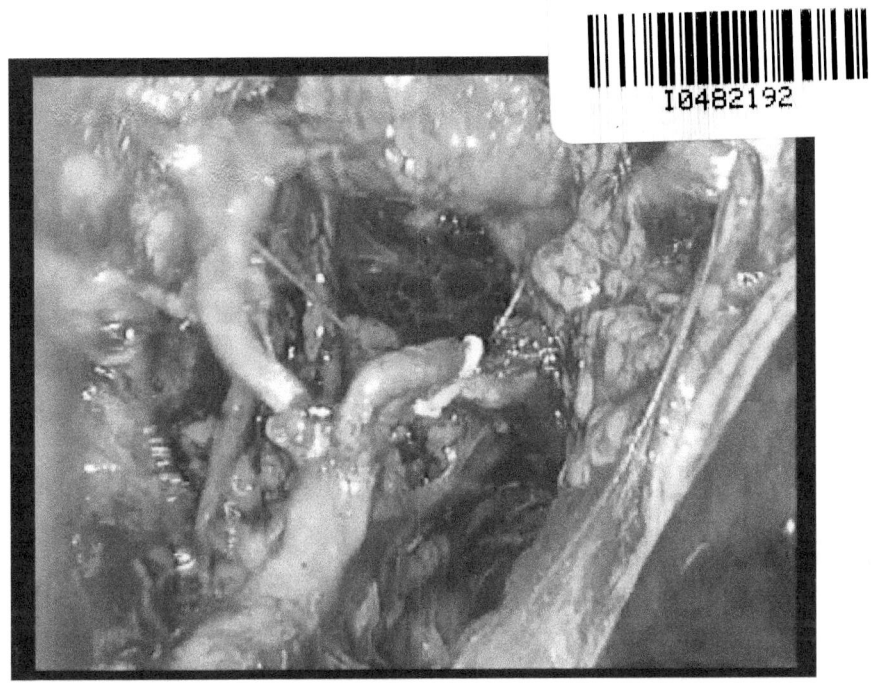

Laura Cánovas López

J. Ramón Rodríguez Hernández

Anibal Nieto Díaz

Junio de 2016

Histerectomia radical laparoscópica con preservación nerviosa.

Ginecología.

Primera edición.
Murcia. España. 20 de junio de 2016.

AUTORES:
Primer autor y director: Laura Cánovas López.

José Ramón Rodríguez Hernández.

Aníbal Nieto Díaz.

Maria Luisa Sánchez Ferrer.

Patricia Pastor Pérez.

Sergio Juan Cánovas López.

Eloy Cánovas Baños.

Guillermo Gómez Gómez.

José Félix Escudero Bregante.

Cristobal Moreno Alarcón.

Matilde Fuster Quiñonero.

Mª Carmen Llanos Llanos.

Antonio Martínez Mendoza.

Oscar Cánovas López.

Mario Cánovas Baños.

Rubén Taboada Martín.

ISBN-13: 978-1534939899
ISBN-10: 153493989X

Edición: Amazon.

CreateSpace Independent Publishing Platform.

BooksInPrint.com®·

ÍNDICE

CASO 1 : Paciente de 33 años remitida por biopsia de CIN III.

Colposcopia: Adecuada para diagnóstico. Zona de transformación de tipo II. Epitelio acetoblanco con cambios mayores hacia las 3h que se introduce en el canal. Base con cambios mayores hacia las 6h que se introduce en el canal.

Pieza de conización: CIN III con un área de carcinoma escamoso bien diferenciado de 7mm de extensión superficial y 4mm de invasión. Estadio Ia2

PROCEDIMIENTO: Histerectomía radical laparoscópica con linfadenectomia pélvica bilateral tipo B1 de la clasificación de Querleu- Morrow.

CIRUGÍA

Vía de acceso: Neumoperitnoeo cerrado con aguja de Veress subcostal izquierda, línea medio clavicular. 4 Puertos: Dos puertos de 12mm, umbilical y supraumbilical paramedial derecho, y dos puertos de 5 mm en ambas fosas iliacas.

Hallazgos: Órganos abdominales macroscopicamente normales. No hay ascitis ni masas.

Descripción técnica:
Lavado de cavidad y recuperación para estudio citológico.

Salpinguectomía bilateral total mediante coagulación bipolar y corte frío.

Ligadura lateral de ligamento redondo derecho y disección de espacio paravesical lateral identificando como limites la arteria umbilical obliterada, el músculo elevador del ano, el arco tendíneo, la fascia endopélvica y el nervio obturador.

Linfadenectomía radical reglada completada con la disección de espacio ileolumbar identificando nervio obturador, posteriormente el músculo psoas y nervio genito crural, lateralmente nervio femoral y cranealmente el plexo nervioso (raíces sacras s2 s3).

Disección y ligadura de la arteria uterina con Hem-o-Lok® en su origen. Sección del ligamento cardinal.

Ligadura de ligamento uteroovarico derecho con preservación gonadal bilateral.
Disección total de uréter derecho preservando adventicia en todo su trayecto. Disección del túnel del uréter. Disección del cuarto espacio de Yabuki.

Lateralmente al ureter, se identifica el espacio pararectal lateral de Latzko cuyo límite lateral es la arteria iliaca interna, caudal, el ligamento cardinal con arteria y vena uterina superficial y como límite caudal la vena uterina profunda y arteria rectal media. Medialmente al uréter identificamos nervio hipogástrico que mantenemos junto adventicia ureteral disecando fosa pararectal medial de Okabayashi.

Apertura y disección del tabique rectovaginal. Sección del ligamento uterosacro a un tercio de la inserción uterina.

Apertura de la vagina y exéresis de la pieza

Cierre de cúpula vaginal con tres puntos sueltos extracorpóreos y repaso de la hemostasia, cavidad dejando tres láminas de Surgicel Fibrillar® en ambas fosas obturatrices y cúpula vaginal.

Aproximación de la fascia de los puertos de 11mm. Aproximación de la piel con agrafes.

Anatomía patológica:
Pieza de histerectomía sin restos de la neoplasia previa. Parametrios libres. 18 ganglios linfáticos sin afectación neoplásica. Manguito vaginal sin afectación. Citología del lavado peritoneal sin presencia de células tumorales.

Seguimiento a los 12 meses
Paciente asintomática, que refiere sofocos leves y ocasionales. Micción y defecación normales. Vaginoscopia normal. Tacto vaginal normal. Citología de cúpula normal.

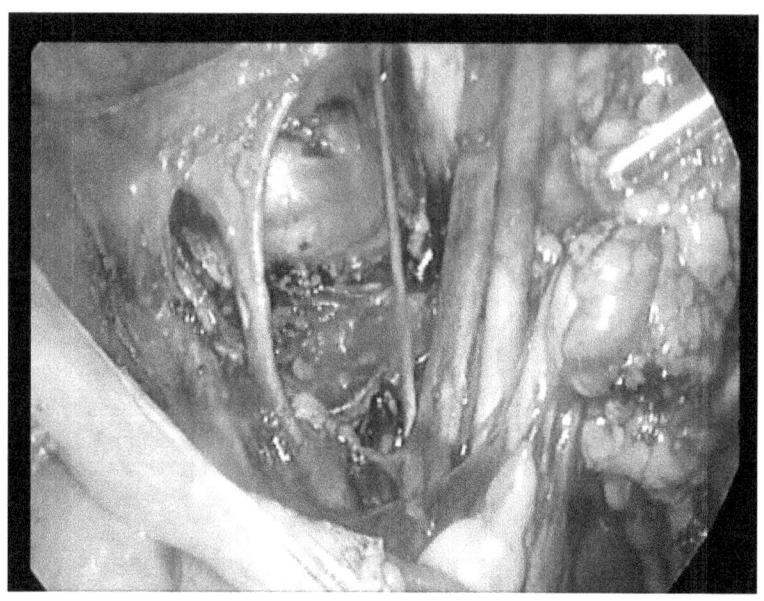

Linfadenectomía derecha completa

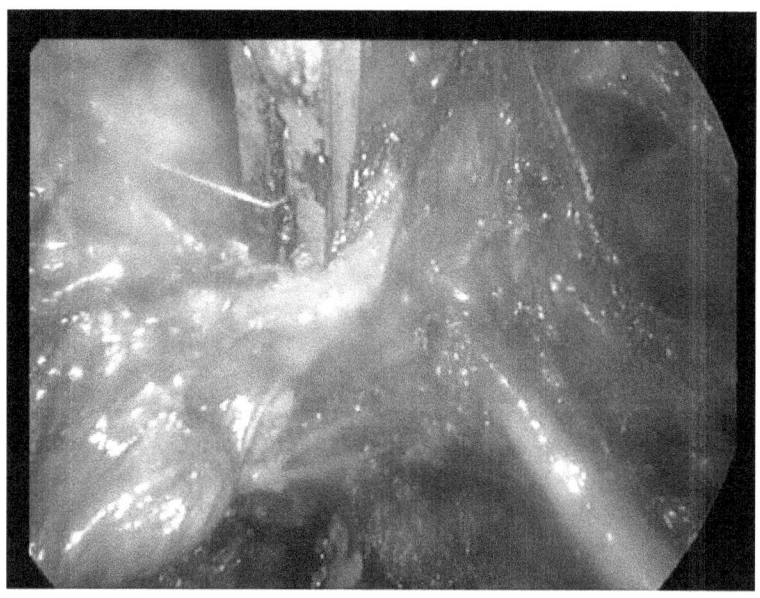

Disección del uréter terminal.

CASO 2: Paciente de 48 años remitida por citología de CIN III.

Colposcopia: No valorable. Unión escamo-columnar no visible.

Pieza de conización: Adenocarcinoma endocervical que infiltra 10mm asociado a carcinoma escamoso con frecuentes fenómenos de permeación vásculo- linfática. Estadio Ib1.

PROCEDIMIENTO: Histerectomía radical laparoscópica con linfadenectomia pélvica bilateral tipo B1 de la clasificación de Querleu- Morrow.

CIRUGÍA

Colocación del movilizador uterino tipo Clermont Ferrand. Tutorización de ambos uréteres con un catéter recto de 4 mm, dejando triple bolsa (ambos uréteres y uretra horaria).

Vía de acceso: Neumoperitoneo cerrado con aguja de Veress subcostal izquierdo línea medio clavicular. 4 Puertos: Dos puertos de 12mm, umbilical y supraumbilical paramedial derecho, y dos puertos de 5 mm en ambas fosas iliacas.

Hallazgos: Útero y anejos macroscópicamente normales. No se identifican adenopatías ni signos de afectación peritoneal.

Descripción técnica:

Lavado de cavidad y recuperación para estudio citológico

Salpinguectomía bilateral total mediante coagulación bipolar y corte frío.

Coagulación y sección del ligamento redondo derecho. Apertura de fosa paravesical hasta musculo elevador del ano, visualizando el paquete vasculonervioso obturador.

Disección de a umbilical obliterada o vesical superior y medial a vasos iliacos externos y musculo psoas, respetando los nervios genitocrural y femorocutáneo.

Linfadenectomia pelvica total completando la con los ganglios de la fosa lumbosacra. Disección de parametrio hasta vena uterina profunda y tunelización de ureter hasta la vejiga con preservacion del nervio hipogastrico superior.

Disección y ligadura de la arteria uterina con Hem-o-Lok® en su origen. Sección del ligamento cardinal.

Ligadura de ligamento infundíbulo-pélvico
Disección total de uréter derecho preservando adventicia en todo su trayecto..
Disección del cuarto espacio de Yabuki.

Lateralmente al ureter, se identifica el espacio pararectal lateral de Latzko cuyo límite lateral es la arteria iliaca interna, caudal, el ligamento cardinal con arteria y vena uterina superficial y como límite caudal la vena uterina profunda y arteria rectal media. Medialmente al uréter identificamos nervio hipogástrico que mantenemos junto adventicia ureteral disecando fosa pararectal medial de Okabayashi.

Apertura y disección del tabique rectovaginal. Sección del ligamento uterosacro a un tercio de la inserción uterina.

Cierre de cúpula vaginal con tres puntos sueltos extracorpóreos y repaso de la hemostasia, cavidad dejando una matriz hemostática (Surgiflo®) en ambas fosas obturatrices.

Aproximación de la fascia de los puertos de 11mm. Aproximación de la piel con agrafes.

Anatomía patológica:
Restos muy focales de adenocarcinoma in situ sin afectación del margen quirúrgico de la vagina. Parametrios libres. 10 ganglios linfáticos sin afectación neoplásica. Citología del lavado peritoneal sin presencia de células tumorales.

Revisión a los 6 meses
Paciente asintomática. Micción y defecación normal.
Vaginoscopia normal. Tacto vaginal normal. Citología de cúpula normal.

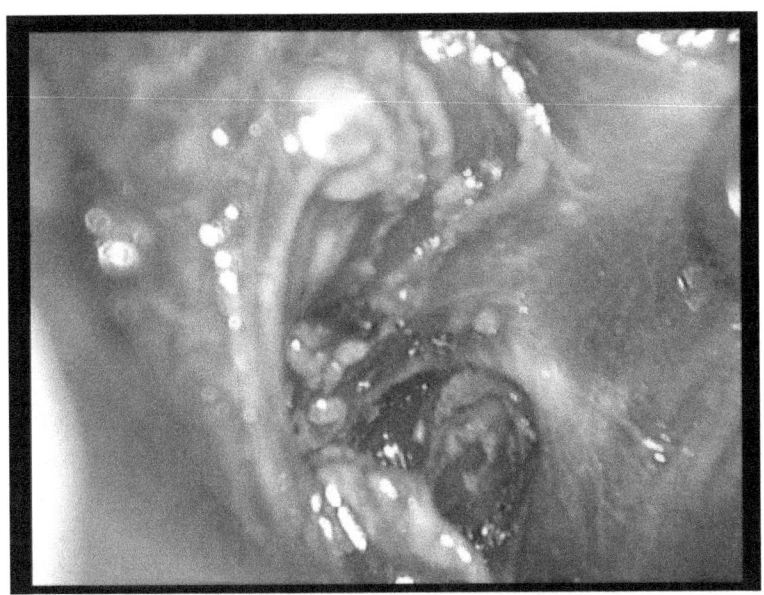

Disección del espacio pararrectal

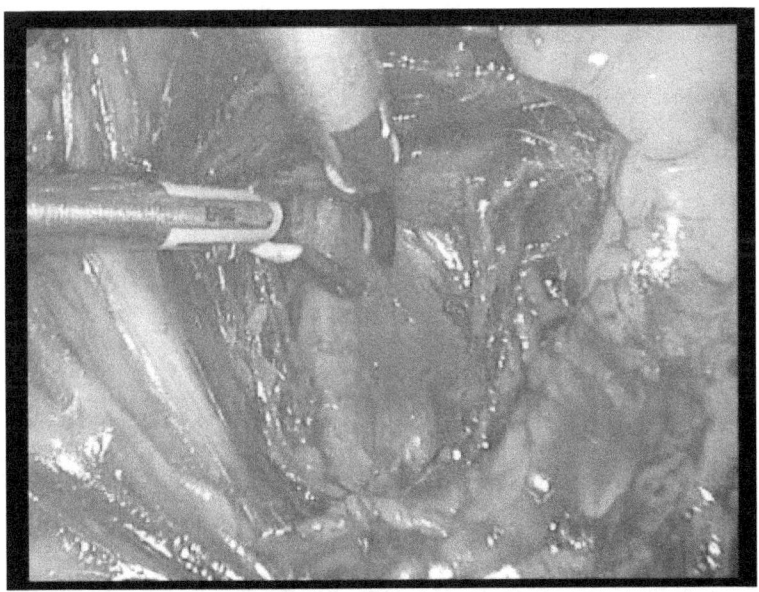

Disección del espacio paravesical.

CASO 3 : Paciente de 66 años remitida por citología de ASC-H

Colposcopia: Adecuada para diagnóstico. Zona de transformación II. Epitelio acetoblanco con cambios mayores en el labio posterior, asociada a vasos atípicos. Lesión nodular sangrante a las 6h.

Biopsia: Carcinoma epidermoide de cervix Ib1

PROCEDIMIENTO: Histerectomía radical laparoscópica con linfadenectomia pélvica bilateral tipo B1 de la clasificación de Querleu- Morrow

CIRUGÍA

Tutorización de ambos uréteres con catéter recto de 4 mm, dejando triple bolsa (ambos uréteres y uretra horaria).

Colocación del movilizador uterino tipo Clermont Ferrand.

Vía de acceso: Neumoperitnoeo cerrado con aguja de Veress subcostal izquierdo línea medio clavicular. 4 Puertos: Dos puertos de 12mm, umbilical y supraumbilical paramedial derecho, y dos puertos de 5 mm en ambas fosas iliacas

Hallazgos: Útero y anejos macroscópicamente normales. No se observan adenopatías ni signos de enfermedad pélvica.

Lavado de cavidad y recuperación para estudio citológico

Salpinguectomía bilateral total mediante coagulación bipolar y corte frío.

Coagulación y sección del ligamento redondo derecho. Apertura de fosa paravesical hasta musculo elevador del ano, visualizando el paquete vasculonervioso obturador.

Disección de a umbilical obliterada o vesical superior y medial a vasos iliacos externos y musculo psoas, respetando los nervios genitocrural y femorocutáneo.

Linfadenectomia pelvica total completando la con los ganglios de la fosa lumbosacra. Disección de parametrio hasta vena uterina profunda y tunelización de ureter hasta la vejiga con preservacion del nervio hipogastrico superior.

Disección y ligadura de la arteria uterina con Hem-o-Lok® en su origen. Sección del ligamento cardinal.

Ligadura de ligamento infundíbulo-pélvico
Disección total de uréter derecho preservando adventicia en todo su trayecto.. Disección del cuarto espacio de Yabuki.

Lateralmente al uréter, se identifica el espacio pararectal lateral de Latzko cuyo límite lateral es la arteria iliaca interna, caudal, el ligamento cardinal con arteria y vena uterina superficial y como límite caudal la vena uterina profunda y arteria rectal media. Medialmente al uréter identificamos nervio hipogástrico que mantenemos junto adventicia ureteral disecando fosa pararectal medial de Okabayashi.

Apertura y disección del tabique rectovaginal. Sección del ligamento uterosacro a un tercio de la inserción uterina.

Cierre de cúpula vaginal con tres puntos sueltos extracorpóreos y repaso de la hemostasia, cavidad dejando una matriz hemostática (Surgiflo®) en ambas fosas obturatrices.

Aproximación de la fascia de los puertos de 11mm. Aproximación de la piel con agrafes.

Anatomía patológica:
Carcinoma epidermoide no queratinizante escasamente diferenciado de 18mm que invade un máximo de 13mm. Margen vaginal y parametrios libres. 17 ganglios linfáticos sin afectación metastásica. Citología del lavado peritoneal sin presencia de células tumorales

Revisión a los 6 meses
Meralgia parestésica bilateral postquirúrgica tratada con complejo vitamínico B que persiste a los seis meses como parestesias y molestias discretas en la cara posterior de ambos muslos. Micción y defecación normal.

Vaginoscopia normal. Tacto vaginal normal. Citología de cúpula normal.

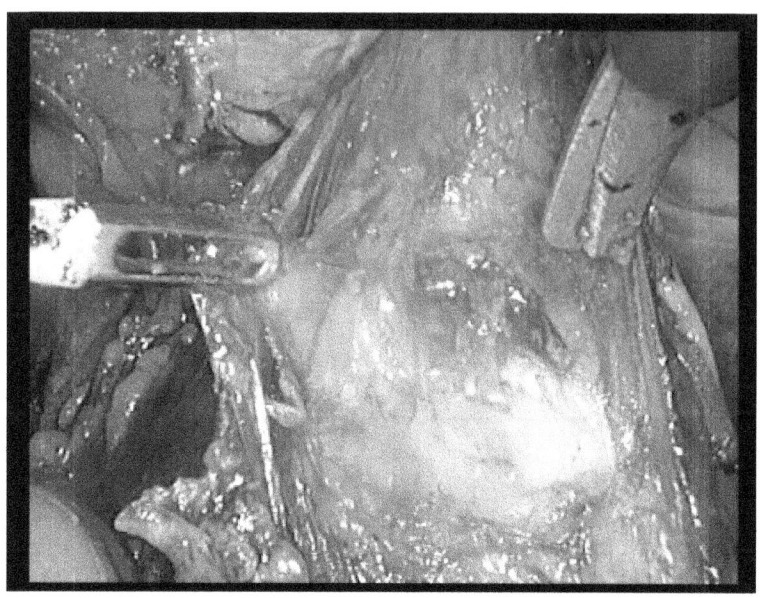

Disección de la plica vesico- uterina.

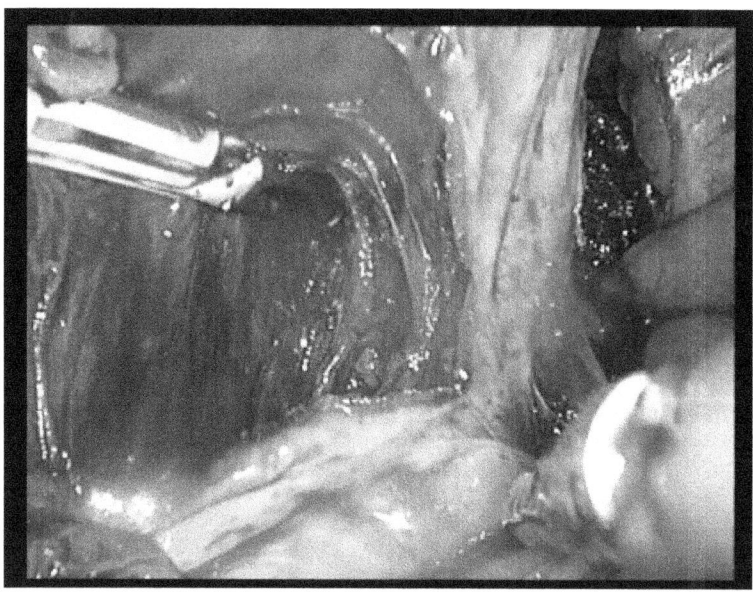

Disección del ligamento útero- sacro.

Caso 4 : Paciente de 39 años remitida por masa cervical sangrante.

Exploración: Masa tumoral de unos 3 cm que depende del labio anterior y canto izquierdo que se introduce en canal endocervical. Muy sangrante al roce. Parametrios libres. Tacto rectal normal.

Biopsia: Carcinoma escamoso queratinizante con permeación linfovascular. Estadio Ib1

PROCEDIMIENTO: Histerectomía radical laparoscópica con linfadenectomia pélvica bilateral tipo B1 de la clasificación de Querleu- Morrow.

CIRUGÍA

Colocación del movilizador uterino tipo Clermont Ferrand. Tutorización de ambos uréteres con un catéter recto de 4 mm, dejando triple bolsa (ambos uréteres y uretra horaria).

Vía de acceso: Neumoperitoneo cerrado con aguja de Veress subcostal izquierdo línea medio clavicular. 4 Puertos: Dos puertos de 12mm, umbilical y supraumbilical paramedial derecho, y dos puertos de 5 mm en ambas fosas iliacas.

Hallazgos:
Útero con pequeño mioma intramural de 2-3cm en cara anterior. Hidrosálpinx bilateral y adherencias laxas entre las mismas, ligamento ancho y el ovario. No hay signos de diseminación de enfermedad extrauterina. Adherencias laxas perihepáticas. Resto de la cavidad abdominal sin hallazgos significativos.

Descripción técnica:

Lavado de cavidad y recuperación para estudio citológico

Salpinguectomía bilateral total mediante coagulación bipolar y corte frío.

Coagulación y sección del ligamento redondo derecho. Apertura de fosa paravesical hasta musculo elevador del ano, visualizando el paquete vasculonervioso obturador.

Disección de a umbilical obliterada o vesical superior y medial a vasos iliacos externos y musculo psoas, respetando los nervios genitocrural y femorocutáneo.

Linfadenectomia pelvica total completando la con los ganglios de la fosa lumbosacra. Disección de parametrio hasta vena uterina profunda y tunelización de ureter hasta la vejiga con preservacion del nervio hipogastrico superior.

Disección y ligadura de la arteria uterina con Hem-o-Lok® en su origen. Sección del ligamento cardinal.

Ligadura de ligamento infundíbulo-pélvico.

Disección total de uréter derecho preservando adventicia en todo su trayecto.. Disección del cuarto espacio de Yabuki.

Lateralmente al uréter, se identifica el espacio pararectal lateral de Latzko cuyo límite lateral es la arteria iliaca interna, caudal, el ligamento cardinal con arteria y vena uterina superficial y como límite caudal la vena uterina profunda y arteria rectal media. Medialmente al uréter identificamos nervio hipogástrico que mantenemos junto adventicia ureteral disecando fosa pararectal medial de Okabayashi.

Apertura y disección del tabique rectovaginal. Sección del ligamento uterosacro a un tercio de la inserción uterina.

Cierre de cúpula vaginal con tres puntos sueltos extracorpóreos y repaso de la hemostasia, observándose un sangrado en sábana del ovario derecho por los que se realiza la ooforectomía de ese lado. Pexia del otro ovario al peritoneo parietal de a fosa iliaca izquierda. Se deja una matriz hemostática (Surgiflo®) en ambas fosas obturatrices.

Aproximación de la fascia de los puertos de 11mm. Aproximación de la piel con agrafes.

Anatomía patológica:
Carcinoma escamoso de cérvix no queratinizante, moderadamente diferenciado, de 6cm de diámetro y 10mm de profundidad de invasión con presencia de permeación linfovascular. Márgenes libres. Parametrios no afectos. Ovario derecho normal. Metastasis en 1 de diez ganglios linfáticos aislados. Citología del lavado peritoneal sin presencia de células tumorales.

Tratamiento adyuvante:
Braquiterapia vaginal de consolidacion / sobredosificacion, tras radioterapia externa, 15 Gy a 5 G, 3 fracciones.

Revisión a los seis meses.
Paciente asintomática. Micción y defecación normal. Vaginoscopia normal. Citología de cúpula normal.

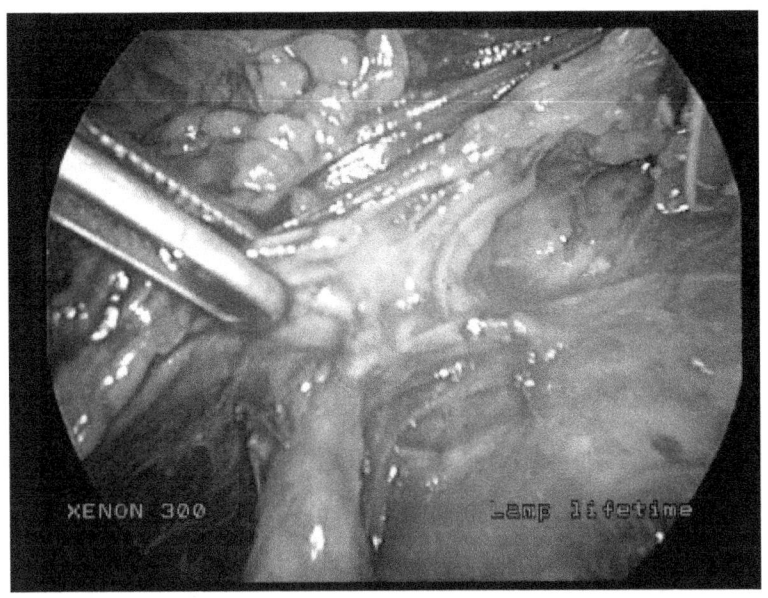

Disección del uréter izquierdo.

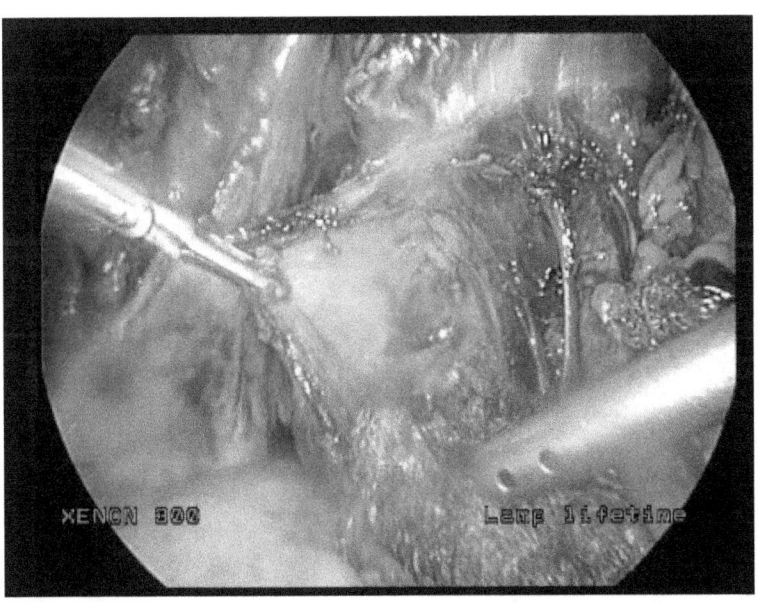

Ligamento útero-sacro y plexo hipogástrico.

Caso 5 : Paciente de 32 años remitida por un diagnóstico de CIN II hace dos años.

Exploración: Lesión dependiente de labio posterior de unos 3cm sangrante de forma abundante a la exploración. Dudosa afectación parametrial.

Biopsia: Adenocarcinoma infiltrante de cérvix moderadamente diferenciado. Estadio Ib1.

PROCEDIMIENTO: Histerectomía radical laparoscópica con linfadenectomia pélvica bilateral tipo B1 de la clasificación de Querleu- Morrow.

CIRUGÍA

Colocación del movilizador uterino tipo Clermont Ferrand. Tutorización del uréter derecho. No es posible canalizar el uréter izquierdo sin causa aparente.

Vía de acceso: Neumoperitoneo cerrado con aguja de Veress subcostal izquierdo línea medio clavicular. 4 Puertos: Dos puertos de 12mm, umbilical y supraumbilical paramedial derecho, y dos puertos de 5 mm en ambas fosas iliacas.

Hallazgos:
Útero y anejos normales. Adenopatías de menos de 1 cm en fosa obturatriz derecha. Resto de la cavidad sin hallazgos relevantes.

Descripción técnica:

Lavado de cavidad y recuperación para estudio citológico

Salpinguectomía bilateral total mediante coagulación bipolar y corte frío.

Coagulación y sección del ligamento redondo derecho. Apertura de fosa paravesical hasta musculo elevador del ano, visualizando el paquete vasculonervioso obturador.

Disección de a umbilical obliterada o vesical superior y medial a vasos iliacos externos y musculo psoas, respetando los nervios genitocrural y femorocutáneo.

Linfadenectomia pelvica total completando la con los ganglios de la fosa lumbosacra. Disección de parametrio hasta vena uterina profunda y tunelización de ureter hasta la vejiga con preservacion del nervio hipogastrico superior.

Disección y ligadura de la arteria uterina con Hem-o-Lok® en su origen. Sección del ligamento cardinal.

Ligadura de ligamento infundíbulo-pélvico.

Disección total de uréter derecho preservando adventicia en todo su trayecto.. Disección del cuarto espacio de Yabuki.

Lateralmente al uréter, se identifica el espacio pararectal lateral de Latzko cuyo límite lateral es la arteria iliaca interna, caudal, el ligamento cardinal con arteria y vena uterina superficial y como límite caudal la vena uterina profunda y arteria rectal media. Medialmente al uréter identificamos nervio hipogástrico que mantenemos junto adventicia ureteral disecando fosa pararectal medial de Okabayashi.

Apertura y disección del tabique rectovaginal. Sección del ligamento uterosacro a un tercio de la inserción uterina.

Cierre de cúpula vaginal una sutura barbada continua. Comprobación de la hemostasia, dejando una matriz hemostática en ambas fosas obturatrices (Surgiflo®) y una lámina de Surgicel Fibrillar ® en la cúpula.

Aproximación de la fascia de los puertos de 11mm. Aproximación de la piel con agrafes.

Anatomía patológica:
Adenocarcinoma de endocervix moderadamente diferenciado de 28mm de extensión y 15mm de infiltración con permeación linfovascular. 14 ganglios libres de afectación metastásica. Parametrios libres.

Tratamiento adyuvante:
Radioterapia externa sobre la pelvis, 45Gy a razón de fracciones de 1,8Gy y sobreimpresión con braquiterapia en dos fracciones de 5Gy.

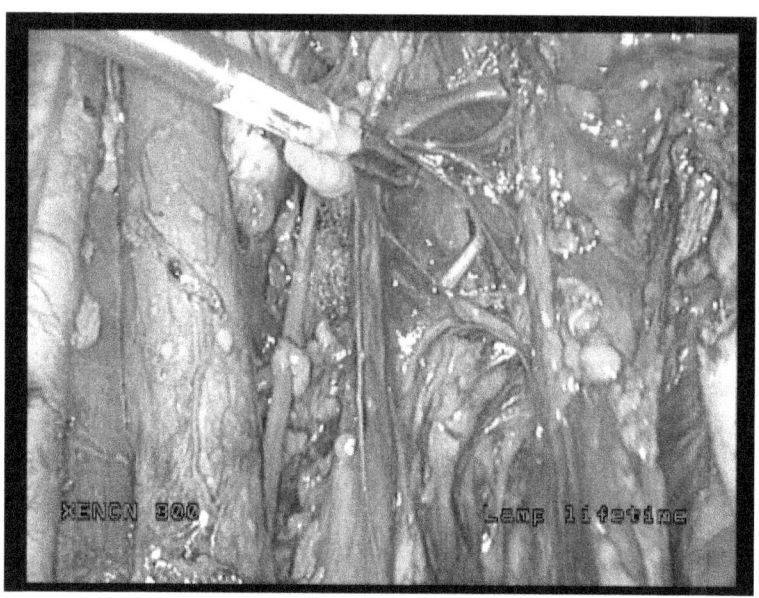

Parametrio izquierdo

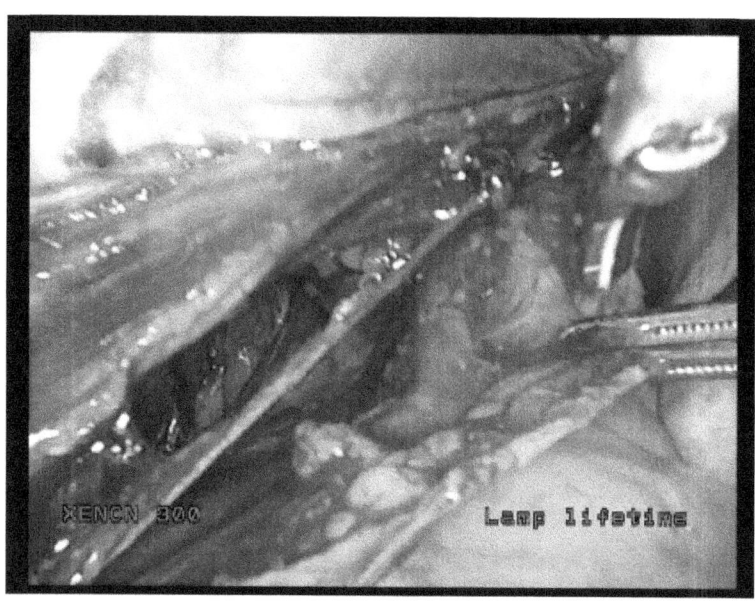

Disección del uréter proximal

Caso 6 : Paciente de 46 años remitida por citología de HSIL.

Colposcopia: Adecuada para diagnóstico. Zona de transformación I. Sin hallazgos anormales.

Conización: Adenocarcinoma invasor mucinoso y carcinoma escamoso no queratinizante bien diferenciados de 7mm de extensión horizontal y 13mm de invasión. Estadio Ib1.

PROCEDIMIENTO: Histerectomía radical laparoscópica con linfadenectomia pélvica bilateral tipo B1 de la clasificación de Querleu- Morrow

CIRUGÍA

Colocación del movilizador uterino tipo Clermont Ferrand. Tutorización de ambos uréteres con un catéter recto de 4 mm, dejando triple bolsa (ambos uréteres y uretra horaria).

Vía de acceso: Neumoperitoneo cerrado con aguja de Veress subcostal izquierdo línea medio clavicular. 4 Puertos: Dos puertos de 12mm, umbilical y supraumbilical paramedial derecho, y dos puertos de 5 mm en ambas fosas iliacas.

Hallazgos:
Útero y anejos normales. Adenopatías macroscópicas en fosa obturatriz. Resto de la cavidad sin hallazgos relevantes.

Descripción técnica:

Lavado de cavidad y recuperación para estudio citológico

Salpinguectomía bilateral total mediante coagulación bipolar y corte frío.

Coagulación y sección del ligamento redondo derecho. Apertura de fosa paravesical hasta musculo elevador del ano, visualizando el paquete vasculonervioso obturador.

Disección de a umbilical obliterada o vesical superior y medial a vasos iliacos externos y musculo psoas, respetando los nervios genitocrural y femorocutáneo.

Linfadenectomia pelvica total completando la con los ganglios de la fosa lumbosacra. Disección de parametrio hasta vena uterina profunda y tunelización de ureter hasta la vejiga con preservacion del nervio hipogastrico superior.

Disección y ligadura de la arteria uterina con Hem-o-Lok® en su origen. Sección del ligamento cardinal.

Ligadura de ligamento infundíbulo-pélvico.

Disección total de uréter derecho preservando adventicia en todo su trayecto. Disección del cuarto espacio de Yabuki.

Lateralmente al uréter, se identifica el espacio pararectal lateral de Latzko cuyo límite lateral es la arteria iliaca interna, caudal, el ligamento cardinal con arteria y vena uterina superficial y como límite caudal la vena uterina profunda y arteria rectal media.

Medialmente al uréter identificamos nervio hipogástrico que mantenemos junto adventicia ureteral disecando fosa pararectal medial de Okabayashi.

Apertura y disección del tabique rectovaginal. Sección del ligamento uterosacro a un tercio de la inserción uterina.

Cierre de cúpula vaginal con tres puntos sueltos extracorpóreos.

Abundante sangrado pélvico en zona de mesorrecto, retroureteral izquierda e infundíbulo derecho, que además de la hemostasia con bipolar requiere la aplicación de una matriz hemostática (Surgiflo®) y varias láminas de Surgicel SNoW® y Surgicel Fibrillar® sobre lechos quirúrgicos. Se deja además un drenaje tipo Blake por decúbito en la pelvis.

Aproximación de la fascia de los puertos de 11mm. Aproximación de la piel con agrafes.

Complicaciones

Tras cirugía presenta anemia importante 7.2gr de hemoglobina (previa de 9.9) que precisó transfusión de dos concentrados de hematíes. El postoperatorio inmediato restante cursa sin incidencias. La paciente se encuentra asintomática y con buen estado general. La exploración, diuresis y tránsito intestinal son normales. Deambula, miembros inferiores sin hallazgos. Se decide alta hospitalaria en octavo día postquirúrgico.

A los dos meses se diagnostica una estenosis ureteral bilateral por necrosis avascular. Se realiza implante bilateral en el fondo vesical por laparotomía.

Anatomía patológica:

Cérvix sin restos de la tumoración previa. 22 ganglios linfáticos sin afectación mestastática. Parametrios libres.

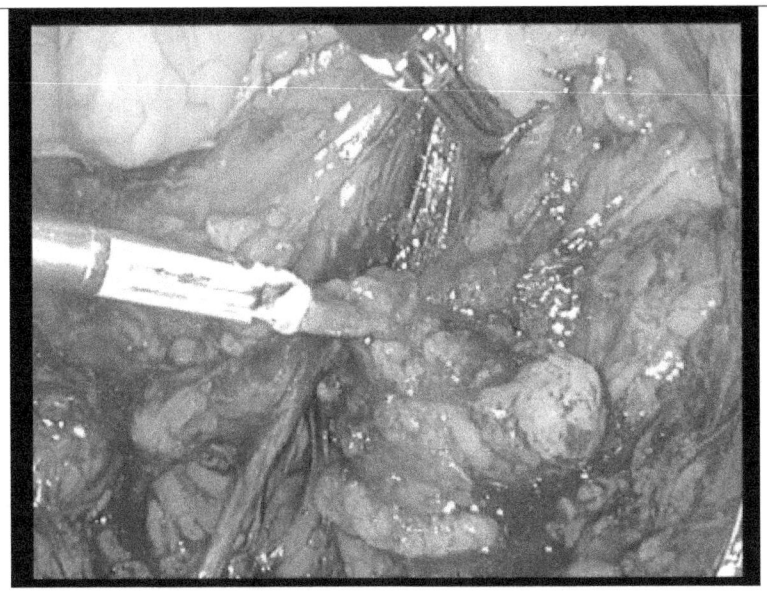

Adenopatías obturatrices

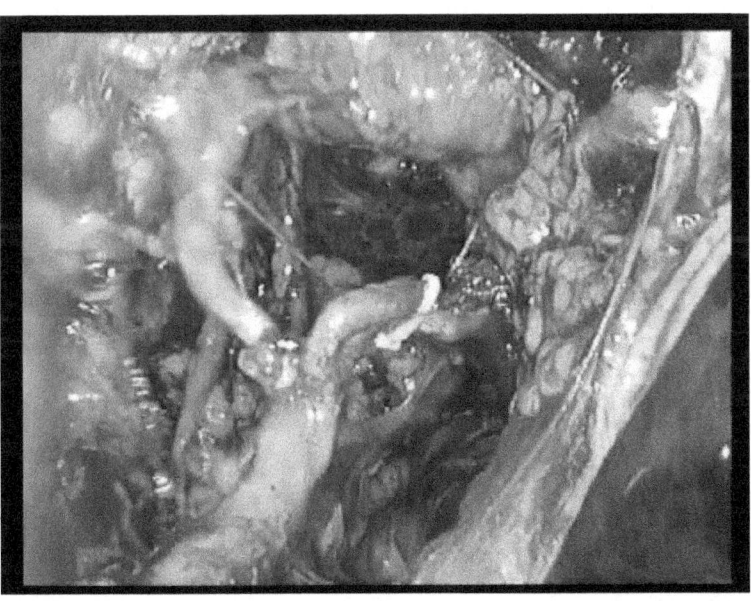

Arteria uterina ocluida y arteria ilíaca interna

Caso 7 : Paciente de 52 años remitida con el diagnóstico de carcinoma escamoso estadio Ib1.

Exploración: Cérvix engrosado pero macroscópicamente normal. Tacto bimanual normal. Tacto rectal normal.

DIAGNÓSTICO: Carcinoma escamoso de endocérvix.

PROCEDIMIENTO: Histerectomía radical laparoscópica con linfadenectomia pélvica bilateral tipo B1 de la clasificación de Querleu- Morrow

CIRUGÍA

Colocación del movilizador uterino tipo Clermont Ferrand. Tutorización de ambos uréteres con un catéter recto de 4 mm, dejando triple bolsa (ambos uréteres y uretra horaria).

Vía de acceso: Neumoperitoneo cerrado con aguja de Veress subcostal izquierdo línea medio clavicular. 5 Puertos: Dos puertos de 12mm, umbilical y supraumbilical paramedial derecho, y tres puertos de 5 mm uno suprapúbico y en ambas fosas ilíacas.

Hallazgos:
Útero y anejo derecho normal. El ovario izquierdo se encuentra adherido a útero-sacro ipsilateral como consecuencia de la existencia de un nódulo endometriósico de 1,5cm en ese útero-sacro. Trompa de aspecto normal. No hay signos de diseminación de enfermedad extrauterina. Resto de cavidad abdominal sin hallazgos patológicos.

Descripción técnica:

Lavado de cavidad y recuperación para estudio citológico

Salpinguectomía bilateral total mediante coagulación bipolar y corte frío.

Coagulación y sección del ligamento redondo derecho. Apertura de fosa paravesical hasta musculo elevador del ano, visualizando el paquete vasculonervioso obturador.

Disección de a umbilical obliterada o vesical superior y medial a vasos iliacos externos y musculo psoas, respetando los nervios genitocrural y femorocutáneo.

Linfadenectomia pelvica total completando la con los ganglios de la fosa lumbosacra. Disección de parametrio hasta vena uterina profunda y tunelización de ureter hasta la vejiga con preservacion del nervio hipogastrico superior.

Disección y ligadura de la arteria uterina con Hem-o-Lok® en su origen. Sección del ligamento cardinal.

Ligadura de ligamento infundíbulo-pélvico.

Disección total de uréter derecho preservando adventicia en todo su trayecto. Disección del cuarto espacio de Yabuki.

Lateralmente al uréter, se identifica el espacio pararectal lateral de Latzko cuyo límite lateral es la arteria iliaca interna, caudal, el ligamento cardinal con arteria y vena uterina superficial y como límite caudal la vena uterina profunda y arteria rectal media.

Medialmente al uréter identificamos nervio hipogástrico que mantenemos junto adventicia ureteral disecando fosa pararectal medial de Okabayashi.

Apertura y disección del tabique rectovaginal. Sección del ligamento uterosacro a un tercio de la inserción uterina, (el izquierdo de mayor dificultad, dado que presentaba fibrosis al estar fijo por el nódulo endometriósico anteriormente citado).

Cierre de cúpula vaginal con tres puntos sueltos extracorpóreos. Comprobación de la hemostasia.

Aproximación de la fascia de los puertos de 11mm. Aproximación de la piel con agrafes.

Anatomía patológica
Carcinoma epidermoide de cérvix moderadamente diferenciado de 45mm de extensión y 8mm de infiltración, estadio Ib2. 21 Ganglios sin afectación metastática. Tumor de Brenner en el ovario izquierdo.

Alta hospitalaria al cuarto día postoperatorio sin incidencias.

Revisión al mes de la cirugía
Paciente asintomática, pendiente de valorar tratamiento adyuvante por riesgo intermedio de recidiva.

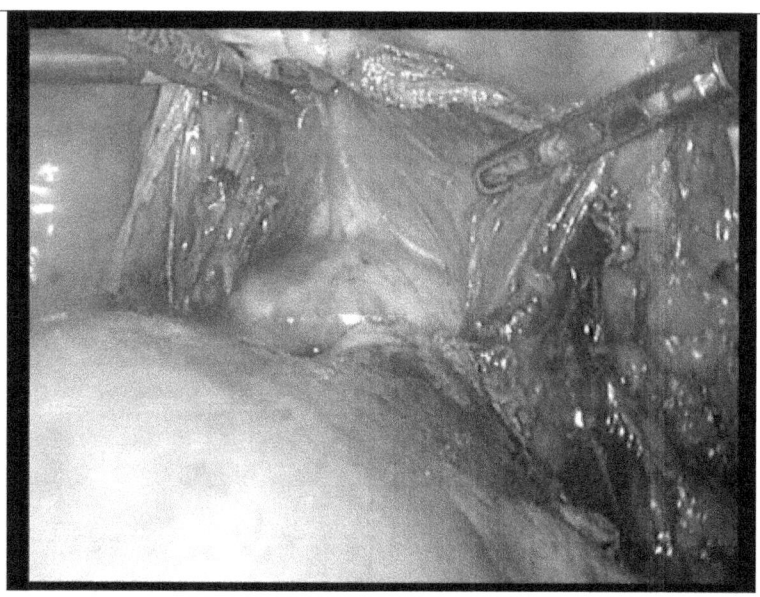

Espacio de Yabuki

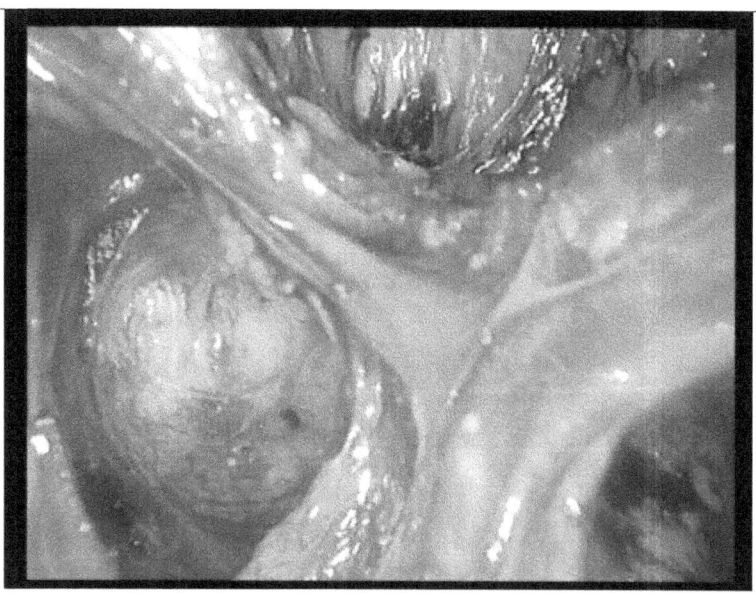

Espacios paravesical y pararrectal

Caso 8: Paciente de 58 años remitida con el diagnóstico de adenocarcinoma infiltrante de cérvix.

Exploración: Cistocele grado I-II. Prolapso grado I. cérvix aumentado de tamaño 4cm, duro, pétreo, sangrante al contacto. Tumoración exofítica 3cm. Parametrios libres por tacto vaginal y rectal. Vagina libre.

PROCEDIMIENTO: Histerectomía radical laparoscópica con linfadenectomia pélvica bilateral tipo B1 de la clasificación de Querleu- Morrow.

CIRUGÍA

Colocación del movilizador uterino tipo Clermont Ferrand. Tutorización de ambos uréteres con un catéter recto de 4 mm, dejando triple bolsa (ambos uréteres y uretra horaria).

Vía de acceso: Neumoperitoneo cerrado con aguja de Veress subcostal izquierdo línea medio clavicular. 5 Puertos: Dos puertos de 12mm, umbilical y supraumbilical paramedial derecho, y tres puertos de 5 mm uno suprapúbico y en ambas fosas ilíacas.

Hallazgos:
Útero y anejos atróficos. No hay signos de diseminación de enfermedad extrauterina. Resto de cavidad abdominal sin hallazgos patológicos.

Descripción técnica:

Lavado de cavidad y recuperación para estudio citológico

Salpinguectomía bilateral total mediante coagulación bipolar y corte frío.

Coagulación y sección del ligamento redondo derecho. Apertura de fosa paravesical hasta musculo elevador del ano, visualizando el paquete vasculonervioso obturador.

Disección de a umbilical obliterada o vesical superior y medial a vasos iliacos externos y musculo psoas, respetando los nervios genitocrural y femorocutáneo.

Linfadenectomia pelvica total completando la con los ganglios de la fosa lumbosacra. Disección de parametrio hasta vena uterina profunda y tunelización de ureter hasta la vejiga con preservacion del nervio hipogastrico superior.

Disección y ligadura de la arteria uterina con Hem-o-Lok® en su origen. Sección del ligamento cardinal.

Ligadura de ligamento infundíbulo-pélvico.

Disección total de uréter derecho preservando adventicia en todo su trayecto. Disección del cuarto espacio de Yabuki.

Lateralmente al uréter, se identifica el espacio pararectal lateral de Latzko cuyo límite lateral es la arteria iliaca interna, caudal, el ligamento cardinal con arteria y vena uterina superficial y como límite caudal la vena uterina profunda y arteria rectal media.

Medialmente al uréter identificamos nervio hipogástrico que mantenemos junto adventicia ureteral disecando fosa pararectal medial de Okabayashi.

Apertura y disección del tabique rectovaginal. Sección del ligamento uterosacro a un tercio de la inserción uterina, (el izquierdo de mayor dificultad, dado que presentaba fibrosis al estar fijo por el nódulo endometriósico anteriormente citado).

Cierre de cúpula vaginal con tres puntos sueltos extracorpóreos. Comprobación de la hemostasia. Se deja una matriz hemostática (Surgiflo® en ambas fosas obturatrices).

Aproximación de la fascia de los puertos de 11mm. Aproximación de la piel con agrafes.

Complicaciones
Dehiscencia de cúpula vaginal postcirugía resuelta realizando sutura de dehiscencia vía vaginal bajo anestesia.

Anatomía patológica:
Adenocarcinoma mucinoso endocervical moderadamente diferenciado de 30mm de superficie y 0,9mm de infiltración. Sin permeación linfovascular ni afectación parametrial. 11 ganglios linfáticos libres de afectación metastásica. Estadio Ib1.

CASO 9 Paciente de 26 años Paciente de 26 años remitida con el diagnóstico de carcinoma epidermoide de cérvix Ia2

Conización: Carcinoma escamoso infiltrante de 10mm de superficie y 3.5mm de invasión.

Exploración: Cérvix retraído y cicatricial sin lesiones macroscópicas. Parametrios libres

PROCEDIMIENTO: Histerectomía radical laparoscópica con linfadenectomia pélvica bilateral tipo B1 de la clasificación de Querleu- Morrow.

CIRUGÍA

Colocación del movilizador uterino tipo Clermont Ferrand. Tutorización de ambos uréteres con un catéter recto de 4 mm, dejando triple bolsa (ambos uréteres y uretra horaria).

Vía de acceso: Neumoperitoneo cerrado con aguja de Veress subcostal izquierdo línea medio clavicular. 5 Puertos: Dos puertos de 12mm, umbilical y supraumbilical paramedial derecho, y tres puertos de 5 mm uno suprapúbico y en ambas fosas ilíacas.

Hallazgos:
Útero y anejos normales. No hay signos de diseminación de enfermedad extrauterina. Resto de cavidad abdominal sin hallazgos patológicos.

Descripción técnica:

Lavado de cavidad y recuperación para estudio citológico

Salpinguectomía bilateral total mediante coagulación bipolar y corte frío.

Coagulación y sección del ligamento redondo derecho. Apertura de fosa paravesical hasta musculo elevador del ano, visualizando el paquete vasculonervioso obturador.

Disección de a umbilical obliterada o vesical superior y medial a vasos iliacos externos y musculo psoas, respetando los nervios genitocrural y femorocutáneo.

Linfadenectomia pelvica total completando la con los ganglios de la fosa lumbosacra. Disección de parametrio hasta vena uterina profunda y tunelización de ureter hasta la vejiga con preservacion del nervio hipogastrico superior.

Disección y ligadura de la arteria uterina con Hem-o-Lok® en su origen. Sección del ligamento cardinal.

Ligadura de ligamento útero-ovárico, preservando la gónada.

Disección total de uréter derecho preservando adventicia en todo su trayecto. Disección del cuarto espacio de Yabuki.

Lateralmente al uréter, se identifica el espacio pararrectal lateral de Latzko cuyo límite lateral es la arteria iliaca interna, caudal, el ligamento cardinal con arteria y vena uterina superficial y como límite caudal la vena uterina profunda y arteria rectal media.

Medialmente al uréter identificamos nervio hipogástrico que mantenemos junto adventicia ureteral disecando fosa pararectal medial de Okabayashi.

Apertura y disección del tabique rectovaginal. Sección del ligamento uterosacro a un tercio de la inserción uterina, (el izquierdo de mayor dificultad, dado que presentaba fibrosis al estar fijo por el nódulo endometriósico anteriormente citado).

Cierre de cúpula vaginal con tres puntos sueltos extracorpóreos. Comprobación de la hemostasia. Se deja una matriz hemostática (Surgiflo® en ambas fosas obturatrices).

Aproximación de la fascia de los puertos de 11mm. Aproximación de la piel con agrafes.

Alta al 6° día sin incidencias

Anatomía patológica:
Restos de carcinoma in situ sin infiltración del estroma ni signos de permeación linfovascular. Parametrios libres. 10 ganglios sin afectación metastásica. Estadio Ia2.

CASO 10 Paciente de 61 años remitida con el diagnóstico de carcinoma epidermoide de cérvix moderadamente diferenciado estadio Ib1.

Exploración: Cérvix retraído y cicatricial sin lesiones macroscópicas. Parametrios libres.

PROCEDIMIENTO: Histerectomía radical laparoscópica con linfadenectomia pélvica bilateral tipo B1 de la clasificación de Querleu- Morrow.

CIRUGÍA

Colocación del movilizador uterino tipo Clermont Ferrand. Tutorización de ambos uréteres con un catéter recto de 4 mm, dejando triple bolsa (ambos uréteres y uretra horaria).

Vía de acceso: Neumoperitoneo cerrado con aguja de Veress subcostal izquierdo línea medio clavicular. 5 Puertos: Dos puertos de 12mm, umbilical y supraumbilical paramedial derecho, y tres puertos de 5 mm uno suprapúbico y en ambas fosas ilíacas.

Hallazgos:
Útero y anejos normales. No hay signos de diseminación de enfermedad extrauterina. Resto de cavidad abdominal sin hallazgos patológicos.

Descripción técnica:

Lavado de cavidad y recuperación para estudio citológico

Salpinguectomía bilateral total mediante coagulación bipolar y corte frío.

Coagulación y sección del ligamento redondo derecho. Apertura de fosa paravesical hasta musculo elevador del ano, visualizando el paquete vasculonervioso obturador.

Disección de a umbilical obliterada o vesical superior y medial a vasos iliacos externos y musculo psoas, respetando los nervios genitocrural y femorocutáneo.

Linfadenectomia pelvica total completando la con los ganglios de la fosa lumbosacra. Disección de parametrio hasta vena uterina profunda y tunelización de ureter hasta la vejiga con preservacion del nervio hipogastrico superior.

Disección y ligadura de la arteria uterina con Hem-o-Lok® en su origen. Sección del ligamento cardinal.

Ligadura de ligamento útero-ovárico, preservando la gónada.

Disección total de uréter derecho preservando adventicia en todo su trayecto. Disección del cuarto espacio de Yabuki.

Lateralmente al uréter, se identifica el espacio pararectal lateral de Latzko cuyo límite lateral es la arteria iliaca interna, caudal, el ligamento cardinal con arteria y vena uterina superficial y como límite caudal la vena uterina profunda y arteria rectal media.

Medialmente al uréter identificamos nervio hipogástrico que mantenemos junto adventicia ureteral disecando fosa pararectal medial de Okabayashi.

Apertura y disección del tabique rectovaginal. Sección del ligamento uterosacro a un tercio de la inserción uterina, (el izquierdo de mayor dificultad, dado que presentaba fibrosis al estar fijo por el nódulo endometriósico anteriormente citado).

Cierre de cúpula vaginal con tres puntos sueltos extracorpóreos. Comprobación de la hemostasia. Se deja una matriz hemostática (Surgiflo® en ambas fosas obturatrices).

Aproximación de la fascia de los puertos de 11mm. Aproximación de la piel con agrafes.

Es dada de alta al tercer día.

Anatomía patológica: Carcinoma escamoso no queratinizante moderadamente diferenciado de 20mm de extensión y 6mm de profundidad de invasión, sin afectación parametrial ni permeación linfovascular. 14 ganglios sin afectación metastásica. Estadio Ib1

BIBLIOGRAFIA

Querleu D, Morrow CP. Classification of radical hysterectomy. Lancet Oncol. 2008 Mar; 9(3):297-303.

Park JY, Kim DY, Kim JH, Kim YM, Kim YT, Nam JH. Laparoscopic versus open radical hysterectomy in patients with stage IB2 and IIA2 cervical cancer.J Surg Oncol. 2013 Jul;108(1):63-9. Epub 2013 Jun 5.

Pellegrino A, Vizza E, Fruscio R, Villa A, Corrado G, Villa M, Dell'Anna T, Vitobello D.Total laparoscopic radical hysterectomy and pelvic lymphadenectomy in patients with Ib1 stage cervical cancer: analysis of surgical and oncological outcome.Eur J Surg Oncol. 2009 Jan;35(1):98-103. Epub 2008 Aug 28.

Park NY, Chong GO, Hong DG, Cho YL, Park IS, Lee YS.Oncologic results and surgical morbidity of laparoscopic nerve-sparing radical hysterectomy in the treatment of FIGO stage IB cervical cancer: long-term follow-up. Int J Gynecol Cancer. 2011 Feb;21(2):355-62.

Pomel C, Atallah D, Le Bouedec G, Rouzier R, Morice P, Castaigne D, Dauplat J.Laparoscopic radical hysterectomy for invasive cervical cancer: 8-year experience of a pilot study. Gynecol Oncol. 2003 Dec;91(3):534-9.

www.ingramcontent.com/pod-product-compliance
Lightning Source LLC
Chambersburg PA
CBHW070427190526
45169CB00003B/1445